POUR COMBATTRE LA TOUX
ET LES MALADIES INFLAMMATOIRES

DES POUMONS

de la Plèvre et des Bronches

Rhume, Bronchite, Catarrhe pulmonaire, Fluxion de poitrine, Pleurésie Phtisie pulmonaire, etc.

AVEC 2 FIGURES

PAR

H. DURVILLE

PRIX : UN FRANC

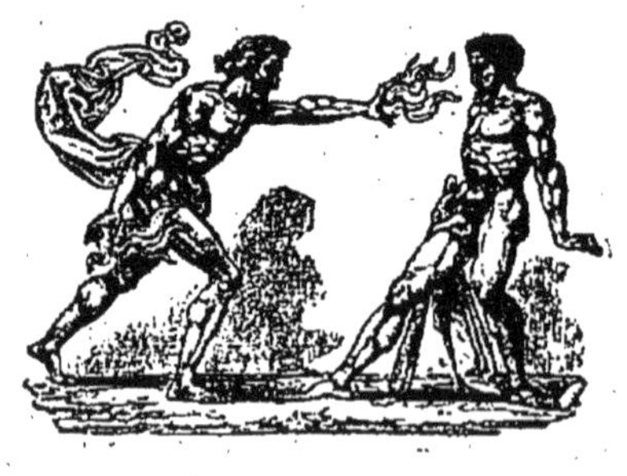

PARIS
LIBRAIRIE DU MAGNÉTISME
23, RUE SAINT-MERRI, 4e

TRAITEMENT DES MALADIES

à la portée de tous les Malades,
par les Aimants vitalisés du professeur H. DURVILLE

Les Aimants vitalisés guérissent ou soulagent toutes les maladies. L'immense avantage qu'ils possèdent sur tous les autres modes de traitement, c'est que l'on peut. suivant la nature de la maladie, augmenter ou diminuer l'activité organique et rétablir ainsi l'équilibre des forces qui constitue la santé. Les douleurs vives cessent au bout de quelques instants, les accès deviennent moins violents, moins fréquents et la guérison se fait souvent sans modifier son régime et ses habitudes.

Leur emploi se généralise dans le traitement des diverses Maladies et plus particulièrement dans les cas nerveux, où les médicaments font souvent du mal, même en guérissant. Ces Aimants comprennent plusieurs catégories :

Lames magnétiques

Au nombre de 4, elles s'emploient dans les cas suivants :

Le n° 1 : Contre la crampe des écrivains et des pianistes, les affections des bras, du bas des jambes, des pieds et l'organe génital chez l'homme.

Le n° 2 : Contre les affections des jambes, de la gorge et du larynx.

Le n° 3 : Contre les bourdonnements, la surdité, la migraine, les maux de dents, les névralgies, l'insomnie, les maux de tête et toutes les affections du cerveau, y compris les affections mentales. — Contre la sciatique.

Le n° 4 : Contre les affections des reins, des poumons, du foie, du cœur, de la rate, de l'estomac, de l'intestin, de la vessie, de la matrice et des ovaires. — Contre les maladies de la moelle épinière.

Ces lames, qui ne diffèrent que par la courbure et la longueur, ne répondent pas à tous les besoins ; on fait des lames dites *spéciales* ne portant pas de numéro, qui servent dans certains cas. — *Prix de chaque lame.* 5 fr.

Plastrons magnétiques

Dans beaucoup de maladies anciennes et rebelles, une seule lame n'est pas toujours suffisante pour vaincre le mal. Pour obtenir une plus grande somme d'action, plusieurs lames sont réunies pour former *des Plastrons.* *Les plastrons valent* 10, 15 *ou* 20 *fr., selon qu'ils ont* 2, 3, *ou* 4 *lames.*

Barreau magnétique

Avec accessoires, pour magnétiser *les boissons. — Prix* . . . 10 fr.

Bracelet magnétique

Bijou très élégant. — S'emploie contre tous malaises : maux de tête ou d'estomac, palpitations et battements de cœur, névralgie et migraine légères, douleurs dans les bras, crampe des écrivains et des pianistes, etc., etc. On le fait de quatre grandeurs : sans numéro pour les enfants ; avec les numéros 1, 2, 3, pour les grandes personnes. Pour celles-ci, indiquer la grosseur du poignet par l'un des mots *petit, moyen, gros. — Prix* 10 fr

Sensitivomètre

S'emploie surtout pour se rendre compte si les personnes sont susceptibles d'être endormies par le Magnétisme ou par l'hypnotisme, et pour mesurer leur degré de sensitivité. — *Prix* . . . . 10 fr.

Porte-Plume magnétique

Contre la crampe des écrivains. *Prix du porte-plume* . . . . . 5 fr.

Les aimants du professeur Durville sont soumis à l'aimantation ordinaire et à une opération spéciale : la VITALISATION, qui augmente considérablement leur puissance curative.

Les malades peuvent choisir eux-mêmes les appareils qui leur sont nécessaires ; toutefois, dans les cas compliqués, il est préférable d'exposer à M. Durville, la nature, la cause, les symptômes de la maladie, l'époque depuis laquelle on souffre, etc. En précisant le mode d'emploi, il indique les appareils que l'on doit employer avec le plus de chance de succès.

Toute demande doit être accompagnée d'un mandat à l'ordre de M. Durville, 23, rue St-Merri, Paris. Pour la France et l'Algérie, les envois sont faits franco en gar ; pour l'Etranger, ajouter le montant du colis postal à celui de la commande.

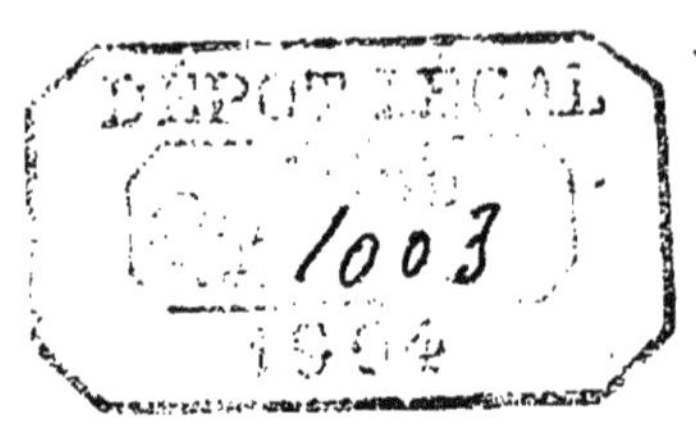

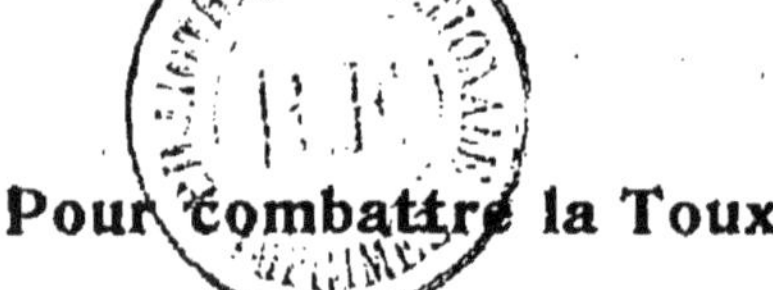

Pour combattre la Toux

et les Maladies inflammatoires

DES POUMONS

Pour traiter eux-mêmes avec succès leurs parents et amis, ceux qui n'ont aucune connaissance du Magnétisme, feront bien de lire les deux ouvrages suivants : d'abord, Pour combattre les Maladies par le Magnétisme, Notions générales pour ceux qui ont des malades à guérir; *ensuite,* Pour devenir Magnétiseur, Théories et Procédés du Magnétisme.

Les suivants lui seront également d'une grande utilité : Pour combattre les Maladies par l'Application de l'Aimant; Pour combattre les Maladies par les Simples, Etude sur les propriétés médicinales de 150 Plantes.

POUR COMBATTRE LA TOUX

ET LES

MALADIES INFLAMMATOIRES

DES POUMONS

de la Plèvre et des Bronches

Rhume, Bronchite, Bronchorrée (Catarrhe pulmonaire), Pneumonie (Fluxion de poitrine), Broncho-pneumonie, Pleurésie, Pleuro-pneumonie, Pleurodynie, Phtisie pulmonaire, etc.

La Toux

La *toux* est un symptôme commun à un certain nombre de maladies, plus particulièrement à celles du pharynx, du larynx, des bronches, des poumons et de la plèvre. La cause passait autrefois pour être d'origine reflexe. Elle consiste en une ou plusieurs expirations brusques et sonores, dans lesquelles le courant d'air expiré, animé d'une grande vitesse et parfois chargé des mucosités des voies respiratoires, fait violemment vibrer les bords de la glotte momentanément rétrécie.

La toux est un acte partie reflexe et partie volontaire. Ce qu'il y a de reflexe, c'est le besoin de tousser, qui est caractérisé par un chatouillement ou un picotement se produisant au niveau du larynx ; ce qui est, en grande partie du moins, sous l'action de la volonté, c'est l'action de tousser, c'est la satisfaction du besoin. Peut-on résister à ce besoin? — Oui, on peut y résister très souvent, surtout lorsqu'il n'est pas très grand. Pour cela, il y a un remède à la portée de tous, qui vaut cent fois mieux que la morphine et l'opium : c'est la volonté. Quelques

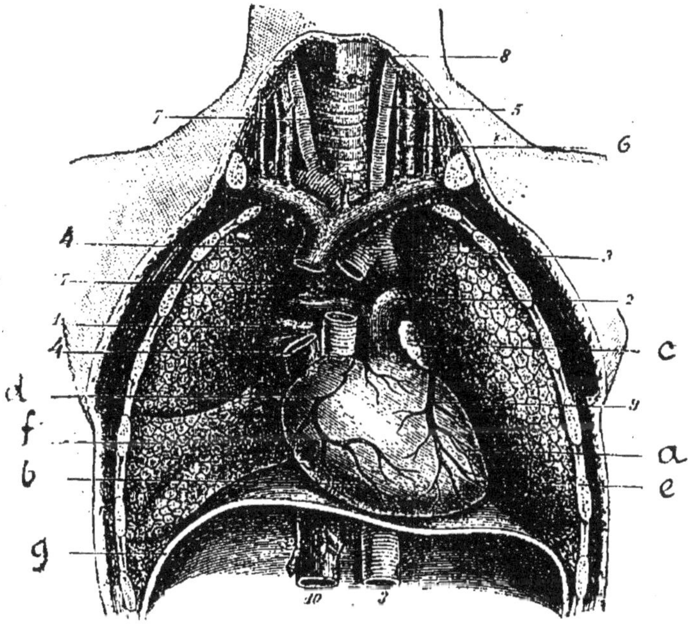

Fig. I. — Rapport des Poumons avec les côtes, le diaphragme, le cœur et les gros vaisseaux.

a, Ventricule gauche du cœur : **b**, Ventricule droit ; **c**, Oreillette gauche ; **d**, Oreillette droite ; **e** Poumon gauche ; **f** Poumon droit ; **g**, Diaphragme. — **1**. Veine pulmonaire ; **2**. Artère pulmonaire ; 3. Artère aorte descendante ; 4. Grande veine azygos ; 5. Artère carotide primitive ; **6**, Veine jugulaire ; 7, Trachée artère ; 8, Larynx ; 9, Artère coronaire ; 10, Veine porte.

observations feront bien comprendre cette vérité.

D'abord, sans en avoir le moindre besoin, avec un peu de bonne volonté, on parvient à tousser presque aussi bien que le plus parfait bronchiteux. Réciproquement, on ne tousse pas dans certains états et pendant certaines occupations de l'esprit ou l'attention est fixée sur un sujet intéressant. Ainsi, on ne tousse pas en dormant, surtout lorsque le sommeil est profond, parce que la volon-

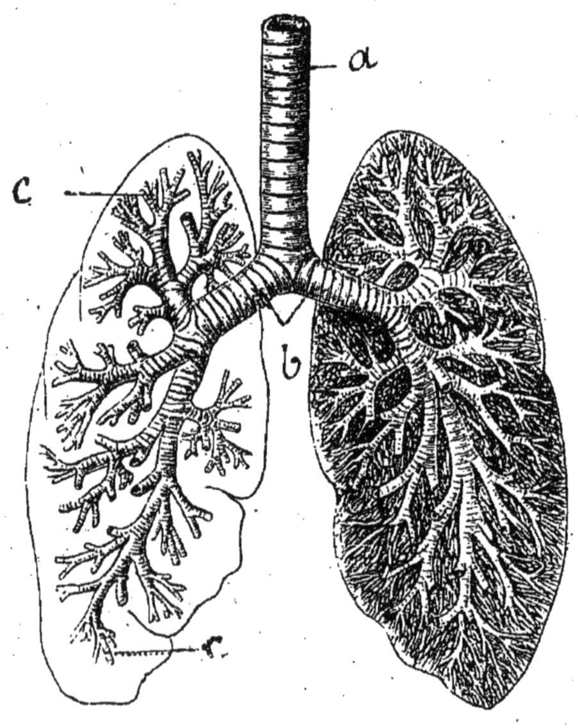

FIG. II. — Coupe montrant les ramifications des Bronches dans les poumons.

a, Trachée-artère ; b, Bronches ; c, Rameaux bronchiques.

té n'exerce plus d'action sur les muscles qui entrent en fonction dans la toux. Au théâtre, à l'église et dans tout autre lieu où le silence est de rigueur, surtout si l'attention est fortement tendue pour voir, entendre et comprendre, quelque enrhumé que l'on soit, on résiste au besoin de tousser. Aussitôt libres, souvent même avant de sortir, la toux éclate de toutes parts, quinteuse, aiguë ou grave, parce que l'attention n'est plus portée vers un sujet hors de soi et que l'on ne fait pas acte de volonté pour y résister. En d'autres circonstances, lorsque le silence ne s'impose pas ou que l'on n'est pas intéressé à écouter, dès qu'un tousseur tousse, ne serait-ce que timidement, 10, 20, 50 personnes toussent ; car, comme le rire et le bâillement, la toux a une origine nerveuse qui a quelque chose de communicatif et de contagieux.

S'il en est ainsi, la toux se trouve bien, en grande partie tout au moins, sous la dépendance de la volonté, et l'on peut y résister plus ou moins.

D'autre part, la toux incommode tous ceux qui l'entendent ; et non seulement elle est toujours fatiguante pour le tousseur, mais elle est souvent dangereuse. C'est elle qui est la cause principale de l'emphysème pulmonaire (V. ce *Cons. pratique*) chez les bronchiteux, les catarrheux et les asthmatiques ; c'est presque toujours la seule cause de l'hémophtisie chez ceux qui ont la poitrine faible et délabrée.

On tousse souvent pour rien, seulement, pour satisfaire le besoin, pour faire disparaître le chatouillement qui ne disparaît presque jamais pour cela, et qui, souvent, s'exagère encore.

La toux est légitime chez l'enrhumé, le bronchiteux, le phtisique qui ont besoin de cracher, c'est-à-dire lorsque les bronches ont ramené au niveau du larynx des mucosités à expulser ; mais en dehors de ce cas, on doit y résister le plus possible. D'ailleurs on ne doit faire aucun effort pour aller détacher au fond des bronches un crachat qui souvent n'existe pas ; et qui, s'il existe, finira par arriver de lui-même au terme de sa course.

En dehors des causes locales qui provoquent le besoin de tousser, il y a des causes éloignées qui tiennent à divers organes et à diverses fonctions, sans que les voies respiratoires présentent la moindre lésion. Certaines affections de l'estomac, du foie, de l'intestin ; l'hystérie ; l'action de certains centres du cerveau sur celui du larynx, ainsi que je l'ai démontré en traitant des centres nerveux, provoquent la toux ; et c'est surtout dans ces cas que l'on peut, mais que l'on doit y résister.

Donc, ne tousser que lorsque la toux est nécessitée par le besoin d'expectorer. Pour cela, il faut vouloir ne pas tousser lorsqu'un besoin inutile se fait sentir, et le vouloir avec persévérance, avec ténacité, afin d'en prendre l'habitude. La volonté est plus efficace si l'on cherche à faire une dérivation en exécutant des mouvements de déglutition. La seule difficulté qu'il y a, c'est d'y penser au moment où le besoin se fait sentir. Cette difficulté étant vaincue et ne toussant plus que lorsque cela est nécessaire, c'est-à-dire dans moins de la moitié des cas, les organes de la voix et de la respiration ne sont plus ébranlés inutilement et l'on ne tarde pas à éprouver, surtout dans les affections chroniques, un mieux très sensible, même dans celles qui sont incurables.

Les deux figures ci-contre, donneront une idée des organes de la respiration qui sont toujours plus ou moins affectés dans la toux et surtout dans les affections dont je vais parler.

Rhume

Le *rhume* (d'un mot grec qui signifie écoulement) est une bronchite légère qui mérite à peine le nom de maladie; néanmoins, lorsqu'il se prolonge sous la forme de *rhume négligé*, qui disparaît pour reparaître, souvent sans cause bien apparente, il peut conduire à la phtisie pulmonaire.

On s'enrhume ordinairement par action reflexe, sous l'action du froid aux pieds, sous l'influence d'un courant d'air ou à la suite d'un refroidissement. Le début est caractérisé par un malaise plus ou moins grand accompagné de frissonnements ; la muqueuse nasale s'irrite et donne lieu au *rhume de cerveau* : on éternue ; puis, comme on dit vulgairement, le rhume tombe sur la poitrine, et la toux survient, ordinairement sèche, fatiguante accompagnée d'oppression légère et parfois de douleurs contuses dans les parois thoraciques. L'appétit diminue ; il y a souvent un peu de fièvre, et au bout de 2 à 3 jours, cette période dite de *crudité* se transforme. Les symptômes pénibles diminuent pour faire place à ceux plus supportables de la période *de coction*. La toux devient humide et grasse, et s'accompagne d'expectoration blanchâtre. Généralement, au bout de 6 à 10 jours, l'expectoration cesse, l'appétit revient et tout rentre dans l'ordre.

Bronchite

La *bronchite* (du latin *bronchitis*, de *bronchia*, bronches) est une inflammation de la muqueuse des bronches. C'est une maladie d'une certaine gravité qui se présente sous la forme aiguë et sous la forme chronique. Elle est généralement dûe à l'action du froid, mais elle survient aussi sans cause bien appréciable. La bronchite légère est un rhume ; pour la même raison, on peut dire que le rhume intense est une bronchite.

La forme aiguë présente deux périodes bien distinctes ;

1° *Période inflammatoire* ou *de crudité,* 2° *période de coction* ou *de résolution*. Elle débute par des frissonnements, des éternuements, malaise général, manque d'appétit, état fébrile, puis on éprouve une grande chaleur dans la poitrine ; la toux se déclare, sèche, fréquente, fatiguante et même douloureuse, avec expectoration peu abondante, claire et sans consistance, forte oppression, rougeur et gonflement de la face, mal de tête violent, fièvre plus ou moins intense, peau sèche, pouls dur. Au bout de 3 à 4 jours, ces symptômes se modifient; la chaleur de la poitrine et l'oppression diminuent, la toux devient plus rare, moins fatiguante, et les crachats, plus abondants, deviennent plus opaques et plus épais ; la fièvre diminue, la peau redevient humide et la transpiration supprimée se rétablit, l'appétit revient, les forces se réparent; et le plus souvent, au bout de 10 à 12 jours, tous les symptômes disparaissent et le malade se rétablit plus ou moins rapidement.

Les deux bronches sont ordinairement affectées, sauf dans la *bronchite unilatérale*, qui est presque toujours tuberculeuse. Dans la première période on observe à l'auscultation des râles sonores sifflants et ronflants; dans la seconde, des râles humides, avec prédominance à la base et en arrière du poumon, sauf dans la bronchite tuberculeuse où les râles se font entendre au sommet, avec expiration prolongée.

Le siège de la maladie est généralement

limité à la trachée A, fig. 1, aux bronches B, et parfois aux gros tuyaux bronchiques C. Lorsque l'inflammation s'étend aux petites bronches qui font suite aux dernières divisions des grosses bronches, la maladie prend le nom de *bronchite capillaire*. Particulièrement grave, celle-ci se distingue par une toux plus fréquente avec expectoration de mucosités filantes et jaunâtres, avec oppression plus forte, râles sifflants plus aigus avec petites bulles se mêlant aux grosses bulles des bronches. Si on ne parvient pas à diminuer l'inflammation au bout de 4 à 5 jours, l'oppression augmente encore, et la mort survient le plus souvent par asphyxie.

Comme toutes les maladies aiguës, la bronchite a trois modes de terminaison : 1° par la guérison, qui se fait le plus souvent, même sans le secours du médecin ; 2° par la mort du malade; 3° il est des cas, assez nombreux, où le malade ne meurt pas et ne guérit pas ; alors, les symptômes s'atténuent plus ou moins et la maladie passe à l'*état chronique*, s'améliore souvent assez pour faire admettre que l'on est presque guéri; puis elle reparaît, surtout pendant l'hiver, et peut devenir tuberculeuse ou se transformer en bronchorrée qui ne vaut pas mieux.

Bronchorrée

La *bronchorrée* ou *catarrhe pulmonaire* est caractérisée par l'évacuation d'une quantité parfois considérable de liquide incolore, transparent, filant, écumeux, semblable à du blanc d'œuf délayé dans de l'eau, avec ou sans mélange de crachats épais.

On distingue une forme aiguë, assez rare, et une forme chronique beaucoup plus commune. La première survient brusquement et s'accompagne de symptômes très intenses dont les plus caractéristiques sont : oppression considérable faisant craindre à chaque instant la suffocation, sensation de gêne extrême dans la poitrine qui semble remplie de liquide. Très souvent, après une évacuation abondante, tous ces symptômes disparaissent et ne reparaissent plus, ou reviennent à des intervalles plus ou moins éloignés La seconde se développe ordinairement à la suite de plusieurs bronchites qui laissent l'habitude d'une expectoration de plus en plus abondante. Le liquide expectoré, d'abord épais, perd de sa consistance et de son opacité, et s'écoule d'une manière intermittente plus ou moins régulière. On observe ordinairement deux accès par jour, l'un le matin au réveil, l'autre vers le soir.

La bronchorrée aiguë cède souvent assez facilement ; la forme chronique est presque toujours incurable.

Pneumonie (fluxion de poitrine)

La *pneumonie (fluxion de poitrine* des gens du monde) est une inflammation du parenchyme pulmonaire, c'est-à-dire de l'ensemble des éléments formant la masse des poumons. C'est une maladie de l'âge adulte; néanmoins, à la suite des fièvres éruptives et plus particulièrement de la rougeole, les enfants y sont assez exposés, surtout lorsqu'ils sont faibles et débiles.

La maladie, qui est plus fréquente au printemps et à l'automne, se déclare primitivement, à la suite d'un brusque refroidissement ou secondairement dans le cours de la fièvre typhoïde et de certaines maladies chroniques telles que rhumatisme, néphrite, érysipèle, diabète. Elle occupe rarement les deux poumons ; le droit est plus souvent affecté que le gauche.

Lorsqu'elle est primitive, après une période d'incubation analogue à celle de la bronchite, période qui peut durer 4 à 5 jours, la maladie débute brusquement à la suite d'un frisson violent, prolongé et unique, immédiatement suivi de fièvre plus ou moins intense. Un point de côté, c'est-à-dire une douleur profonde, violente, pongitive, augmentant par la pression et le mouvement se fait sentir au niveau du poumon qui devient malade. La toux éclate, quinteuse, pénible, avec expectoration abondante de mucosités visqueuses, transparentes, sanguinolentes et la respiration devient difficile. La fièvre est intense, la pommette du côté affecté est rouge, le malade éprouve une grande difficulté de se coucher sur les côtés et plus particulièrement sur le côté sain. L'auscultation fait entendre des bruits secs, fins, assez semblables à ceux que donnent le sel jeté sur des charbons ardents, dits *râles crépitants*, et la percussion donne d'abord un son moins clair qu'à l'état sain, puis mat, dû à ce que le poumon, gonflé, est imperméable à l'air. C'est à proprement dit la période d'inflammation. Lorsque celle-ci diminue, une légère modification, dite bronchophonie, se fait entendre dans le son de voix ; les râles se modifient aussi ; puis, si la guérison doit avoir lieu, le poumon redevient perméable à l'air, la matité se modifie, puis disparaît complètement, la fièvre cesse et tous les symptômes s'améliorent rapidement. Ceux-ci augmentent au contraire, et la peau se couvre d'une transpiration visqueuse, lorsque la terminaison doit être fatale.

La maladie, qui passe très rarement à l'état chronique, peut durer 20 et même 25 jours ; mais elle se termine parfois au bout de 8 à 10 jours.

Pleurésie

La *pleurésie* est une inflammation de la plèvre, c'est-à-dire de l'enveloppe du poumon. C'est une affection aiguë, mais on l'observe parfois à l'état chronique. La première forme peut être primitive, c'est-à-dire qu'elle se développe spontanément, souvent à la suite d'un brusque refroidissement, surtout lorsqu'on est en transpiration. Elle peut être secondaire et faire suite à l'inflammation d'un organe voisin : cœur, poumon, foie, ou se développer dans le cours d'une fièvre typhoïde, puerpérale, éruptive, dans le rhumatisme, etc.

Quelquefois, la pleurésie est sèche, mais presque toujours la plèvre devient le siège d'un épanchement de liquide qui agit par compression sur les poumons en les refoulant sur la colonne vertébrale, sur le cœur en le déviant dans un sens déterminé par la situation de l'épanchement — qui parfois peut dépasser la capacité d'un litre.

La pleurésie aiguë débute par des frissons répétés et irréguliers auxquels succède bientôt une fièvre intense qui augmente encore vers le soir ; la température est élevée, surtout du côté affecté ; le pouls est dur, accéléré, très développé, ou petit et concentré. A la percussion, le son rendu par le côté affecté est mat.

Le malade éprouve de l'oppression avec

une douleur sourde qui augmente pendant la durée de l'inspiration, par la pression et les efforts de la toux qui est presque toujours sèche. L'inspiration est courte et fréquente.

La pleurésie présente beaucoup de caractères communs avec la pneumonie ; mais il a aussi des caractères distincts, surtout au début. Dans la pneumonie, le frisson est unique et intense, la douleur profonde, fixe, obtuse, et n'augmente pas durant l'inspiration. Dans la pleurésie, les frissons sont multiples, la douleur est plus superficielle, vive, augmente pendant l'inspiration et change parfois de place. Dans la première, l'expectoration très abondante est sanguinolente, la toux est sèche et l'on entend des râles crépitants qui manquent dans la seconde et l'expectoration, peu abondante, est entièrement muqueuse.

La durée de la maladie est ordinairement de 15 à 20 jours, et se termine, comme la bronchite, de trois façons différentes. c'est-à-dire par la mort du malade qui survient par compression du cœur ou complication de péricardite, si le liquide épanché ne se résorbe pas ; par la guérison lorsque la résorption est complète, et passage à l'état chronique lorsque la résorption n'est que partielle. Le pronostic est toujours grave.

Pleuro-pneumonie

L'inflammation d'un organe a toujours tendance à se communiquer aux organes voisins. C'est ainsi que la pleurésie peut se compliquer de pneumonie et réciproquement. Ainsi, dans cette dernière, on observe presque toujours de l'inflammation de la plèvre, et s'il y a épanchement, la maladie qui présente les principaux caractères des deux affections, prend le nom de *pleuro-pneumonie.*

Broncho-pneumonie

Ce qui se produit de la plèvre au parenchyme pulmonaire, peut aussi se produire de celui-ci aux bronches et réciproquement. La maladie, qui est fréquente chez les enfants et surtout chez les vieillards, prend le nom de *broncho-pneumonie*. C'est une complication qui assombrit toujours le pronostic.

Pleurodynie

La *pleurodynie* est une fausse pleurésie. Elle tient du rhumatisme en ce sens qu'elle affecte surtout les muscles intercostaux, sur une étendue plus ou moins grande. La douleur, parfois très violente, est plus extérieure que dans la pleurésie et la pneumonie, elle change souvent de place, augmente par la pression et la toux. Il n'y a pas de fièvre comme dans les cas précédents, et l'auscultation comme la percussion indiquent que les poumons ne sont nullement affectés.

Elle est généralement peu dangereuse et le médecin la fait céder plus ou moins rapidement sous l'action des sinapismes, des narcotiques et des topiques, chauds et émollients.

Phtisie pulmonaire

La *phtisie pulmonaire*, d'un mot grec qui signifie je me consume, est caractérisée par la toux, des crachements, de l'oppression et divers symptômes plus ou moins importants qui sont toujours accompagnés d'un affaiblissement progressif. C'est une maladie de consomption essentiellement chronique ; mais on observe parfois une forme à marche rapide, c'est la *phtisie galopante*. Les altérations organiques sont les mêmes dans les deux cas, mais elles évoluent plus rapidement dans le second que dans le premier. Si la phtisie chronique ou commune n'accomplit son œuvre qu'en plusieurs années, la phtisie galopante l'accomplit en un temps qui ne saurait guère dépasser 2 ou 3 mois.

Les causes prédisposantes de la maladie, qui sont souvent héréditaires, tiennent surtout à une faiblesse particulière des poumons et à la débilité de l'organisme ; les causes déterminantes se rattachent au séjour habituel dans un air froid, humide ou insuffisamment renouvelé, à un refroidissement, à une alimentation insuffisante ou de mauvaise qualité, aux excès vénériens, à la masturbation et à toute cause qui provoque ou entretient la débilité de l'organisme.

L'âge où la maladie se développe le plus souvent est de 18 à 30 ans.

La maladie peut être primitive, c'est-à-dire, débuter par une petite toux sèche qui persiste plus ou moins longtemps, disparaît pour reparaître au moindre refroidissement. Plus souvent, elle fait suite à une inflammation aiguë ou chronique, légère ou intense des poumons, des bronches ou de la plèvre ; très souvent elle se déclare à la suite d'un *rhume négligé.*

Le développement de la phtisie pulmonaire comprend trois périodes : 1° *formation de tubercules dans les poumons*, 2° *ramollissement des tubercules*, 3° *les tubercules se vident et forment des cavernes.*

La *première période* peut être très longue à se développer complètement ; ses caractères sont incertains et le diagnostic est parfois très difficile à établir. Dans le plus grand nombre des cas, il y a toux avec expectoration muqueuse et fièvre légère qui présente presque toujours deux redoublements quotidiens, l'un vers midi, l'autre au commencement ou vers le milieu de la nuit. Il y a transpiration nocturne, surtout le matin et parfois diarrhée. La force musculaire et toutes les fonctions de l'organisme se conservent parfois intactes assez longtemps ; mais le plus souvent l'appétit cesse plus ou moins complètement, l'amaigrissement survient et les forces diminuent rapidement. Dans ce dernier cas, le nez s'effile, les pommettes deviennent saillantes et leur coloration rose tranche sur la pâleur du reste de la face, les joues sont caves, les lèvres rétractées, le cou paraît oblique et gêné dans ses mouvements, les espaces intercostaux s'abaissent et les côtes deviennent saillantes : le ventre s'aplatit et se rétracte, les articulations paraissent plus grosses et les ongles se recourbent tandis que leur racine se colore en rose.

Des tubercules se forment au sommet du poumon, puis envahissent tout l'organe. Alors, la résonnance est amoindrie et un souffle particulier se fait entendre au-dessous de la clavicule avec expiration prolongée.

Dans la *seconde période*, les tubercules se ramollissent ; tous les symptômes précédents persistent et les crachats, déchiquetés, nagent dans un liquide visqueux. Le malade s'affaiblit graduellement, et espère néanmoins une guérison prochaine.

Dans la *troisième période*, les tubercules se vident et les crachements deviennent plus abondants. Indépendamment des symptômes précédents, la respiration prend un caractère caverneux, la voix s'affaiblit, l'appétit diminue encore, la fièvre augmente, et le malade qui souffre peu, ne cesse de compter sur une guérison d'autant plus prompte que sa fin est plus proche.

Il serait nécessaire de traiter ici de toutes les maladies où la toux constitue un des symptômes principaux, et plus particulièrement de la *Coqueluche*, de la *Grippe* ou *Influenza*, de la *Laryngite*, de la *Pharyngite*, du *Croup* et des *Angines*; mais comme ces cas sont traités dans mes *Conseils pratiques*, j'y renvoie le lecteur.

ACTION DU MAGNÉTISME

dans ce genre de maladies

Le Magnétisme constitue le moyen le plus puissant que la nature ait mis à notre disposition pour la guérison des maladies, et c'est surtout dans les cas aigus où il agit le plus rapidement. Celse, un médecin romain contemporain du Christ, prescrit les frictions dans la pleurésie; Deleuze s'exprime ainsi au sujet de ces maladies :

« Souvent un malade qui était dans un abattement excessif, et qui pouvait à peine respirer, se ranime après une heure de magnétisme ; il sent de nouvelles forces ; il éprouve un bien-être qui le surprend ; il demande même à prendre quelque nourriture que le médecin peut lui donner sans inconvénient. Presque toujours, lorsque le magnétisme agit bien, le pouls devient régulier. Ce changement est si notable que le médecin peut toujours s'en convaincre.

« Il n'y a pas de doute que c'est dans les maladies aiguës les plus graves que le magnétisme agit avec le plus de promptitude et d'efficacité. C'est dans ces sortes de maladies qu'il opère vraiment des prodiges. Il n'agit pas toujours ; mais une fois qu'il agit, il accélère la marche de la maladie ; il soutient et développe les forces que les médecins nomment *forces médicatrices* ; il amène rapidement des crises qui doivent déterminer la guérison.

« Dans certaines maladies inflammatoires qui ont leur siège dans les viscères les plus essentiels, le magnétisme employé à l'époque de l'invasion, peut opérer des merveilles en rétablissant l'harmonie générale et produisant une crise. Ainsi plusieurs expériences prouvent qu'il a guéri promptement des pleurésies qui s'annonçaient par un point de côté et un crachement de sang. Dans ce cas, on commence par poser la paume de la main sur le siège de la douleur ; on l'y laisse quelque temps, puis on étend en faisant des passes à distance avec la main ouverte. » (*Instruction pratique*, 1853, p. 177).

Dans sa *Thérapeutique magnétique*, du Potet n'est pas moins affirmatif en parlant des diverses maladies aiguës des poumons, de la plèvre et des bronches. Voici ce qu'il dit au sujet de la pneumonie :

« Le magnétisme agit comme excitant ; une sorte de tumulte en résulte dans la circulation. Les passes doivent se faire longitudinalement et quand la respiration paraît accélérée, l'on doit cesser pendant quelques instants, puis reprendre. Une opération magnétique dans ces cas doit durer une demi-heure et doit être divisée en trois ou quatre périodes de temps. Les phénomènes observés consistent en sueurs partielles ou générales, en mouvements d'intestins ; puis, quelquefois, on observe la disparition de la chaleur, une expectoration plus abondante suivie bientôt d'un mieux sensible...

« Il est certain que le vide se fait dans les vaisseaux et que le magnétisme peut parfois remplacer la saignée. Une évaporation considérable par la peau indique sûrement que des particules insaisissables sont rejetées. car les émanations ont une odeur particulière. Toutes boissons douces, autant que les malades peuvent les supporter, sont utiles; elles diminuent l'ardeur du sang, et comme leur absorption et leur circulation sont rendues plus faciles, elles font grand bien : j'ai tiré un très grand avantage de l'eau panée. Il ne faut donc rien brusquer, ne point chercher de crises, elles viendront d'elles-mêmes ; mais il faut s'astreindre à une grande régularité dans l'heure des magnétisations, tant que le danger existe. »

En parlant de la laryngite et de la bronchite, le même auteur s'exprime ainsi :

« Dans ces diverses affections, le magnétisme peut jouer un rôle actif, il localise le mal, empêche par conséquent ses progrès en faisant circuler le sang et les humeurs , les symptômes alarmants perdent de leur gravité, le mal devient plus doux, plus supportable, et quand seul il ne guérit pas, l'amélioration qui lui est dûe permet au médecin d'essayer l'efficacité de ses remèdes. Dans une foule de cas où tout semblait désespéré, où la suffocation et l'asphyxie étaient imminentes, nous avons vu après la magnétisation, les breuvages supportés, ce qui n'avait pas lieu avant...»

L'électricité statique, le Magnétisme vitale dit le docteur Vindevogel en parlant du traitement de la phtisie, sont des agents de haute valeur dans la médication, n'en déplaise à la médecine matérialiste qui règne de nos jours... (*Comment on prévient et guérit la phtisie*, p. 36.)

Pour obtenir ce résultat, voyons quels sont les procédés que l'art magnétique, plus précis qu'à l'époque de Deleuze et de du Potet, met actuellement à notre disposition.

Procédés magnétiques à employer

Il faut d'abord distinguer les cas légers des cas graves : et dans ceux-ci, l'état aigu de l'état chronique. C'est ce que je vais tâcher de faire dans le but d'indiquer le mode de traitement de chaque catégorie.

Maladies aiguës de peu de gravité

Rhume, Bronchite légère.—Le malade (qui n'est pas au lit) étant assis, s'asseoir devant lui, appliquer les pieds contre les pieds, les genoux contre les genoux et les mains sur les mains ou sur les cuisses, pendant 5 à 6, minutes, pour établir le rapport. Appliquer ensuite les mains sur la poitrine pendant le même temps pour compléter ce rapport. Debout devant le malade, faire des passes longitudinales très lentes, de la tête à l'estomac, puis de la poitrine jusqu'aux extrémités, comme pour saturer le malade. Se placer à la gauche de celui-ci, et appliquer successivement sur les deux poumons la main gauche sur la face antérieure, la droite sur la face postérieure. Revenir devant le malade, et appliquer pendant quelques instants les mains sur les tempes, puis faire de légers effleurages de la face et de la tête pour dégager celle-ci. Se replacer à gauche et appliquer pendant quelques instants la main gauche au front et la droite à la nuque, les doigts en l'air, légèrement séparés l'un de l'autre, sans être écartés; puis faire avec la main droite des effleurages et ensuite des frictions traînantes sur la colonne vertébrale, de la base du crâne jusqu'au bas de la région lombaire, pour achever de dégager la tête. Frictions traînantes sur la poitrine, de la colonne vertébrale jusqu'au sternum, en suivant le trajet des côtes, pour dégager la poitrine et augmenter l'amplitude des mouvements respiratoires. Au besoin, insufflations chaudes sur les faces antérieures et postérieures des deux poumons. Passes longitudinales et passes à grands courants de la tête aux pieds pour terminer la séance qui doit durer de 40 à 50 minutes.

Une séance de cette nature prolongée pendant une heure à une heure 1/2, pendant la période d'incubation des maladies plus graves, produit, dans la moitié des cas au moins, une réaction suffisante (généralement une transpiration abondante) pour empêcher la maladie de se déclarer, et l'équilibre de la santé se rétablit de suite.

La pleurodynie cesse toujours facilement, surtout sous l'action de l'application des mains, et ensuite de l'effleurage et de la friction traînante pratiqués sur la poitrine, de la colonne vertébrale au sternum, en suivant le trajet des côtes.

Moyens auxiliaires. — Au moyen d'une transpiration abondante qui permet une dérivation par la peau, on peut très souvent éviter le rhume et la bronchite. Pour obtenir cette dérivation en dehors du magnétisme, se mettre au lit après s'être énergiquement frictionné avec de l'alcool camphré, et boire très chaud en grande quantité, soit du vin sucré, soit une infusion de bourrache ou de sureau, ou mieux encore du lait avec 2 ou 3 cuillerées de goudron de Guyot, et autant de bonne eau de vie, rhum ou kirsch.

La bronchite (légère ou gros rhume) étant déclarée, soigner la première période par des boissons magnétisées, soit par le magnétisme humain, soit à l'aide de mon barreau magnétique, surtout par des tisanes émollientes, mucilagineuses ou sudorifiques : tilleul, violettes, bourrache, bouillon blanc, vin chaud, lait chaud additionné de rhum ou de kirsch. A l'extérieur, frictions légères alcoolisés, ventouses sèches, et si le cas présente quelque peu de gravité, se mettre au lit. La seconde période sera traitée par des frictions plus énergiques, soit avec l'alcool camphré ou la teinture d'eucalyptus, les infusions émollientes et le lait chaud additionné de goudron et de bonne eau de vie.

Maladies aiguës graves

Bronchites, *Bronchorrée*, *Pneumonie*, *Pleurésie*. — Le malade est au lit. Se placer au pied du lit, appliquer les mains sur les pieds, ou sur le bas des jambes, par dessus les couvertures, et laisser tomber doucement le regard sur la poitrine, pendant 10 à 15 minutes, pour établir le rapport. S'asseoir ensuite sur le bord du lit, aussi commodément que possible, et appliquer les mains sur l'abdomen, toujours en laissant tomber doucement le regard sur la poitrine. Il y a avantage de plonger de temps en temps ses mains dans l'eau fraîche légèrement vinaigrée. On peut produire de l'oppression, ou augmenter celle qui existe déjà. Dans ce cas, pour la faire disparaître, faire des effleurages et des frictions traînantes très légères sur les cuisses et les jambes en partant de la région des reins jusqu'aux extrémités.

Lorsqu'il n'y a plus d'oppression, appliquer les mains mouillées sur les deux côtés de la poitrine. Passes longitudinales pratiquées très lentement de la tête à l'estomac, puis de la poitrine jusqu'aux extrémités, pour saturer le malade le plus possible. Insufflations chaudes sur les deux côtés de la poitrine et plus particulièrement (dans la pneumonie et la pleurésie), sur le côté malade. Attirer vers les extrémités par des passes longitudinales, des effleurages et des frictions traînantes très légères des reins aux extrémités.

Il faut donner beaucoup car l'on n'obtient qu'en raison de ce que l'on donne. Dans certains cas, il est préférable de faire des séances courtes et répétées 5, 6 et même 8 fois par jour ; dans d'autres, il faut faire de très longues séances et parfois une seule suffit. Ainsi, la pneumonie, n'importe à quelle période de son développement, peut facilement être guérie en une seule et unique séance, en employant successivement tous les procédés que je viens d'indiquer, et plus particulièrement l'application des mains sur les poumons. Sous l'action de ce dernier procédé, on perçoit parfaitement les modifications qui se produisent à l'intérieur de l'organe. En faisant cette application au début de la séance, on *sent* très bien les râles sous la main et l'on se rend compte que le poumon est plus ou moins imperméable à l'air. Après avoir employé les divers procédés dans l'ordre où je les ai indiqués, pendant une heure ou une heure 1/2, on se rend compte que les râles sont modifiés et que le poumon tend à redevenir perméable à l'air. En continuant, surtout par l'application des mains, cette perméabilité augmente progressivement, la fièvre diminue sensiblement, une détente caractéristique se fait dans tout l'organisme, une transpiration plus ou moins abondante se produit, et au bout d'un temps qui peut varier de 5 à 8 heures, la perméabilité devient complète ; la fièvre disparaît alors complètement et le retour à la santé parfaite, sans convalescence, se fait toujours en 2 ou 3 jours.

Dans la pneumonie que l'on n'a pas traitée de cette façon au début et dans la pleurésie — qui ne cède pas toujours aussi facilement —, il y a toujours une oppression plus ou moins insupportable. On la modifie rapidement par les insufflations chaudes, par l'effleurage et surtout par la friction traînante pratiqués de la colonne vertébrale au sternum en suivant le trajet des côtes. Comme ces procédés sont stimulants, il ne faut les employer au début qu'avec une grande réserve.

Moyens auxiliaires. — Tout en laissant au médecin la direction principale du traitement, ne serait-ce que pour satisfaire sa conscience, indépendamment des médicaments qu'il peut prescrire, dans l'intervalle des séances de magnétisme, on pourra successivement employer les moyens suivants : Appliquer sur les deux côtés de la poitrine ou sur le côté malade des flanelles chaudes fortement magnétisées. Ne pas négliger les boissons magnétisées, soit par le magnétisme humain, soit à l'aide du barreau magnétique. Ces boissons doivent être surtout du bouillon pour maintenir les forces du malade, de l'eau sucrée, avec quelques gouttes de bon vin, dans laquelle on fait tremper une tranche de pain grillé (eau panée) ; des infusions de bouillon blanc, coquelicot, violette, bourrache, hysope, lierre terrestre.

Maladies chroniques

Phtisie pulmonaire. — Tous les médecins admettent que la guérison de la phtisie est possible, mais malgré de louables efforts faits de toutes parts depuis de longues années, aucun d'eux n'a encore trouvé le remède convenable. Pourtant il est certain que, probablement seuls, et même peut-être malgré le médecin, quelques malades guérissent encore à la 3e période de la maladie, ainsi qu'on l'a constaté à l'autopsie des sujets morts à un âge avancé d'une autre maladie.

J'ai la certitude la plus absolue que par le magnétisme savamment dirigé 99 0/0 des malades peuvent être guéris au début de la maladie.

Vers la fin de celle-ci, lorsque les tubercules commencent à se former, cette proportion diminue déjà sensiblement. Au début de la seconde période, un tiers, la moitié peut-être, est encore guérissable; mais dans la troisième, les chances diminuent trop considérablement pour que le plus habile magnétiseur ose promettre une guérison. Il reste pourtant encore des chances au début de cette période; mais l'action du magnétisme devient presque toujours désastreuse vers la fin. Tout en diminuant sensiblement les malaises du malade, en faisant même disparaître certains symptômes alarmants, on lui donne des forces qu'il ne peut assimiler, et l'amélioration qui n'est qu'apparente, ne sert guère qu'à lui faire dépenser plus vite ses propres forces, et le dénouement fatal est toujours avancé.

Donc, quand une bronchite passe de l'état aigu à l'état chronique, que la fluxion de poitrine ou la pleurésie ne se guérissent pas complètement en l'espace de 4 à 5 semaines, qu'un rhume se prolonge ou qu'une petite toux sèche se déclare et persiste plus ou moins longtemps, disparaît, pour reparaître, c'est, dans un très grand nombre de cas, l'indice d'une phtisie pulmonaire qui ne tardera pas à se déclarer si l'on n'y oppose pas un remède convenable. Ces symptômes précurseurs disparaissent toujours plus ou moins rapidement sous l'action bienfaisante du magnétisme, et le malade recouvre la santé. Quand les tubercules se forment dans le poumon, les chances sont encore assez grandes pour qu'on n'hésite pas un seul instant à l'employer; mais il est toujours nécessaire de combiner ensemble tous les moyens suivants :

Magnétisme humain. — Etablir le rapport avec le malade comme je l'ai indiqué précédemment ; puis, suivant que la maladie est à telle ou telle période de son développement procéder ainsi qu'il suit :

1re période. — Procéder au début de la séance comme je l'ai indiquée au traitement de la bronchite légère à l'état aigu ; puis stimuler et ensuite exciter les diverses fonctions de l'organisme et plus particulièrement celles des poumons en employant les procédés suivants : Application des mains en position isonome, tantôt sur la face antérieure, tantôt sur la face postérieure. Impositions palmaires, puis impositions digitales et insufflations chaudes sur les mêmes parties. Placé à la droite du malade, exciter l'estomac en appliquant la main gauche sur la face postérieure, la droite sur la face antérieure. Revenir devant, faire sur le même organe des impositions palmaires, puis des impositions digitales. Frictions rotatoires sur la région lombaire et sur l'intestin. Frictions traînantes sur le trajet des côtes ; de la colonne vertébrale jusqu'au sternum, puis sur les cuisses et les jambes, de la région des reins jusqu'aux extrémités. Terminer la séance, qui peut durer de 30 à 40 minutes, par des passes longitudinales et des passes à grands courants, pour régulariser l'action. Séance tous les jours ou tous les deux ou trois jours, selon la gravité du cas.

2e période. — Procéder comme pour la première période, en ayant soin toutefois de n'employer qu'avec prudence les procédés excitants et surtout les insufflations chaudes qui pourraient provoquer des quintes de toux et disposer aux crachements et même aux vomissements de sang (hémophtisies). Porter la plus grande somme de son action sur l'état général, et particulièrement les reins, l'intestin et l'estomac que l'on excitera au moyen de l'application prolongée des mains en position isonome, des impositions digitales et des frictions.

3e période. — Eviter avec le plus grand soin d'exciter les poumons ; et pour cela, employer d'abord les procédés indiqués pour le traitement des maladies aiguës graves. Ensuite, porter toute son attention sur les autres fonctions pour les stimuler et les exciter au besoin. En somme, traiter plutôt l'état général que l'état local. En dirigeant son action avec beaucoup de prudence, on parvient à guérir quelques malades qui semblaient irrémédiablement perdus ; mais il faut une persévérance à toute épreuve, car le traitement interrompu de temps en temps pendant quelques semaines, peut durer deux et même trois ans.

Automagnétisation. — Si le malade n'a pas de fièvre, il peut toujours exercer une action salutaire en se magnétisant lui-même. Pour cela, appliquer les mains, tantôt en position isonome, tantôt en position hétéronome, sur les poumons ; passes longitudinales pratiquées de la poitrine jusque vers les jambes ; frictions traînantes sur le trajet des côtés, en partant des côtés latéraux, jusqu'au sternum ; effleurages et passes à grands courants pour terminer la séance qui peut durer de 8 à 10 minutes. Séances répétées 2 à 3 fois par jour.

Aimant. — Dans l'intervalle des séances précédentes, appliquer durant le jour, sur la poitrine un plastron magnétique à 4 lames, tantôt pour calmer, tantôt pour exciter. Cet appareil pourra également servir pour régulariser les fonctions de l'estomac et de l'intestin. S'il y a de l'insomnie, appliquer sur le front, en position hétéronome une lame, magnétique nº 3, pendant la nuit.

Moyens auxiliaires. — Ils sont très nombreux ; voici les principaux : A l'intérieur, huile de foie de morue, une à deux cuillerées à bouche matin et soir ; en cas d'impossibilité, même quantité de glycérine neutre ; quinquina, amers pour exciter l'appétit : viandes saignantes, grillées ou rôties ou jus de viande ; le lait, les œufs frais crus ou à peine cuits et tous les féculents, les lentilles surtout sont bonnes. Les escargots cuits et surtout crus, pour ceux qui peuvent les avaler, sont excellents. Infusions de bouillon blanc, après avoir pris gros comme une lentille de camphre ; le café lorsqu'il n'énerve pas, le vin vieux, un demi verre de champagne, et même un petit verre de bonne eau-de-vie de temps en temps font presque toujours du bien ; dans tous les cas, magnétiser toutes les boissons soit par le magnétisme humain, soit à l'aide du barreau magnétique. A l'extérieur, frictions avec alcool ou thérébenthine, badigeonnages de teinture d'iode, ventouses sèches ; et au besoin, vésicatoires volants. — Exercice ou travail modérés, promenade au grand air et au soleil si possible, gymnastique respiratoire, dormir longtemps, la fenêtre ouverte hiver comme été, dans une chambre vaste, bien aérée et exposée au soleil si possible.

On traitera d'une façon analogue la *bronchite*, le *catarrhe pulmonaire*, la *pleurésie* et toutes les affections des poumons passées à l'état chronique.

Moyens préventifs. — Guérir une maladie, c'est très bien ; mais l'éviter, c'est encore mieux. Or, les rhumes, bronchites et autres affections de la poitrine, qui conduisent si souvent à la phtisie pulmonaire, peuvent souvent être évitées, et les rechutes réduites à leur minimum. Il suffit d'abord d'éviter les refroidissements, et de prendre ensuite les précautions hygiéniques indiquées par la raison pour se mettre en état d'y résister si, par hasard, ils deviennent inévitables Voici les principales règles à observer :

Prendre l'habitude de ne respirer que par le nez; car, en hiver, en respirant par la bouche, l'air froid du dehors pénètre directement dans les bronches et peut les irriter, tandis qu'en passant par les fosses nasales, il arrive moins vite et s'échauffe en passant.

En hiver, éviter le séjour dans un appartement surchauffé, car la peau qui est entretenue dans un état de moiteur et de transpiration devient trop sensible au froid, lorsqu'on en sort sans avoir pris les précautions suffisantes. C'est d'ailleurs, dans les 3/4 des cas au moins, la transition brusque du chaud au froid qui détermine les rhumes, les bronchites et les fluxions de poitrine.

Pour la même raison, ne pas s'habiller trop chaudement en hiver et trop légèrement en été ; ne s'approcher du feu que le moins possible.

En été, si l'on est en transpiration à la suite d'une promenade à bicyclette, d'une marche rapide, d'un travail ou d'un exercice violent, ne pas s'arrêter brusquement, ne pas boire froid et ne pas se reposer à l'ombre ; car, selon la débilité des poumons, c'est une bronchite, une fluxion de poitrine ou même une pleurésie qui vous guette.

Prendre l'habitude de dormir la fenêtre ouverte, en hiver comme en été, dans une chambre saine, claire et exposée au soleil si possible, car nous avons toujours besoin de respirer un air aussi pur que possible.

Augmenter la résistance de l'organisme par des exercices physiques modérés, gymnastique, escrime, promenades au grand air, douches et lotions froides avec frictions sur la poitrine en suivant le trajet des côtes, et de haut en bas sur les parties inférieures ; et par dessus tout, gymnastique respiratoire avec inspirations profondes, pour favoriser le développement de la poitrine.

En un mot, se fortifier et acquérir de la résistance par tous les moyens en son pouvoir ; car les maladies en général et plus particulièrement celles de la poitrine ne se développent que lorsque le *terrain est préparé*, c'est-à-dire lorsque les organes sont affaiblis.

Malgré toutes ces précautions, si on prend même le plus petit rhume, ne pas le traiter par le mépris, car il mérite un autre traitement. Que l'on sache bien que le rhume négligé peut se prolonger pendant des mois, et que tout rhume prolongé peut conduire à la bronchite tuberculeuse, à la phtisie ou au catarrhe pulmonaire qui, jusqu'à présent du moins, sont presque toujours mortels.

Ceux qui désirent avoir de plus amples renseignements, tant pour la description de quelques-uns de ces cas que pour leur traitement médical peuvent lire les deux ouvrages suivants :

Comment on se défend du Rhume et des Bronchites, par le docteur Grasset, 1 fr.

Comment on défend ses Poumons. La lutte contre les maladies de poitrine, par le docteur Labonne, 1 fr.

Exemples de cures

Les journaux et ouvrages divers traitant de la thérapeutique magnétique publient le compte rendu d'un assez grand nombre de guérisons de ces diverses maladies considérées comme plus ou moins incurables.

Mialle, dans son *Exposé des cures opérées en France*, t. I, p. 44, signale 5 catarrhes ; t. I, p. 375, 4 fluxions de poitrine; t. II, p. 183, 1 pleurésie ; t. II, p. 158, 8 phtisies pulmonaires. Olivier, dans son *Traité de Magnétisme*, p. 423, 1 catarrhe. D. Strong, dans les *Progrès les plus nécessaires à réaliser*, p. 49, publie le certificat de la guérison de deux bronchites. Demôle, *Traité de Magnétisme pour la famille*, p. 77, cite une pleurodynie, et p. 79, une bronchite aiguë, tous deux guéries en huit jours. L'*Hermès*, t. I, p. 440 ; t. II, p. 252, 2 guérisons de rhume très anciens, compliqués de symptômes graves du côté de l'estomac, guéris surtout par l'emploi de l'eau magnétisée ; t. II, p. 496, 1 guérison de pleuro-pneumonie rapportée par le docteur Foissac ; t. III, une fluxion de poitrine. Le *Journal du Magnétisme*, t. I, p. 117 ; t. IV, p. 46 ; t. V, p. 130 ; t. VIII, p. 70, t. XVI, p. 280 ; t. XVII, p. 87 et p. 149 ; t. XVIII, p. 226 ; t. XIV, p. 349 et 449 ; t. XXIV, p. 28 ; 1 fluxion de poitrine, pleuro-pneumonies, pleurésies, pleurodynies ou bronchites aiguës ou chroniques. Dans le journal *le*

Magnétiseur, t. 6, p. 24 ; t. II, p. 64, l'*Union magnétique*, t. II, p. 3 ; t. XV, p. 128 ; le docteur Teste, dans l'*Exposé sommaire de la médecine magnétique*, p. 7 ; Millet, *Cours de Magnétisme*, p. 35, publient une quinzaine de cas de phtisie, presque tous désespérés, etc., etc.

A titres d'exemples, je reproduis quelques comptes-rendus suivants :

I. — Cette observation, que l'auteur fit sur lui même, est extraite de l'ouvrage *Physiologie, medecine et métaphysique du magnétisme*, par le Dr J. Charpignon, 1848, p. 187.

Dans le mois d'octobre 1889, nous avions été pris d'une pleuro-pneumonie aiguë qui, après des soins convenables s'était guérie, mais en laissant un poumon fort malade. Trois mois après, nous ne savions pour quelle cause directe, nous nous sentîmes étouffer, puis nous crachâmes, sans presque tousser, quelques cuillerées de sang pur. Cet accident se renouvela pendant plusieurs jours, accompagné de fièvre, d'oppression et d'ardeurs dans la poitrine. Les remèdes que nous y apportâmes, firent disparaître l'hémorrhagie et nous luttâmes encore quelques mois contre l'irritation que nous sentions toujours dans la poitrine. Au mois de mai, les chaleurs rappelèrent la fièvre et l'hémorrhagie. La médecine y fit ce qu'elle put, sans modifier en rien notre état. Nous avions conçu de réelles inquiétudes, car nous sentions nos forces diminuer considérablement. Chaque matin, nous expectorions des crachats de sang mêlés de mucosités puriformes ; et les soirs des gorgées de sang pur et coagulé.

Cette maladie nous paraissait si bien connue en médecine, qu'il ne nous était pas venu la pensée de recourir au magnétisme. D'ailleurs, nous savions que nous n'en éprouvions habituellement aucun effet. Cependant, un de nos amis nous magnétisa en suivant des procédés particuliers. A la première séance, qui dura comme les suivantes, une vingtaine de minutes, nous éprouvâmes dans la poitrine, et surtout dans le poumon droit, la sensation que nous avions lorsque nous devions cracher du sang, mais avec cette différence que cette espèce de gargouillement se faisait en descendant au lieu de se faire en remontant. A part un brisement général nous n'éprouvâmes rien autre chose. Le soir, nous ne crâchames pas le sang ; le lendemain matin, pas davantage.

On nous magnétisa ce soir-là et nous éprouvâmes à peu près les mêmes effets que la veille. Le lendemain se passa sans crachats, même sanguinolents. On continua dix jours et depuis cette époque, nous n'avons plus eu d'hémorrhagie.

Nous sommes donc très convaincu que c'est le magnétisme seul qui, par les procédés employés, a rompu le *ruptus* qui s'opérait toujours vers les poumons, et que la dérivation nerveuse qui s'est oprérée d'abord, déterminant ensuite celle du sang, a eu lieu plus efficacement par ce moyen que par tous les dérivatifs que la médecine ordinaire nous dictait.

II. — Observation d'un autre médecin magnétiste, M. le Dr André, faite également sur lui-même.

Dans la nuit du 22 au 23 janvier 1862, je fus réveillé par une violente douleur située à la partie supérieure du dos, près de l'omoplate droite, et circonscrite dans la tendue du muscle trapèze. A l'impossibilité de respirer, à la sensibilité extrême de la peau, je constatai une pleurodynie.

Je pensais déjà à recourir à ma petite pharmacie de famille et à prendre quelques globules quand, portant de nouveau la main gauche par-dessus l'épaule droite près de la partie douloureuse, je constatai un grand froid de toute la région supérieure droite du dos, ce qui me fit supposer que je m'étais refroidi et que j'avais bel et bien affaire à une douleur pleurodynique. J'essayai alors une auto-magnétisation qui ne me procura qu'une bien légère amélioration à cause de la difficulté que j'avais à porter l'action sur le siège du mal.

Je souffrais tellement que je ne pus résister à éveiller Mme André en la priant de vouloir bien me magnétiser et me faire quelques insufflations chaudes sur la partie endolorie. Cinq ou six insufflations me calmèrent presque complètement et je commençais à éprouver une grande moiteur au cou et à l'épaule droite, quand, pour ne pas fatiguer Mme André, je la priai d'appliquer seulement la main sur la partie lésée et de l'y tenir quelques minutes.

Je ne tardai pas à avoir une crise de sueur locale très abondante qui emporta le mal presque comme par enchantement, et aujourd'hui il ne me reste pas le moindre vestige des douleurs qui m'avaient éveillé par leur violence.

Ce fait, qui paraît très simple, a une certaine portée, il montre toute l'importance du magnétisme pour les familles : et il ratifie la devise de Mesmer : *La nature offre un moyen universel de guérir et de préserver les hommes.*

En effet, lorsque le magnétisme sera assis au foyer des familles ; il sera non seulement l'agent prophylactique par excellence, mais encore l'agent curatif le plus sûr et le plus prompt. Avec lui, on préviendra les maladies ; avec lui encore, on ne donnera pas le temps au mal d'élire domicile en nous, et, en agissant promptement, on forcera la maladie à s'enfuir avant qu'elle n'ait eu le temps de s'installer solidement.

C'est ce qui est arrivé dans le fait que je viens de rapporter ; et si le magnétisme ne m'était venu en aide, si je ne l'avais employé instantanément, avant que le mal eût pris racine, j'en aurais peut-être été réduit à garder le lit pendant plusieurs jours. (*Union magnétique*, t. 9, p. 57.)

III. — Le 24 juin dernier, le sieur Lagrange, journalier, est obligé de suspendre son travail et de se mettre au lit. Un médecin appelé, diagnostique, une pleurodynie, et ordonne un vésicatoire sur le côté gauche. Ne se trouvant pas mieux après quelques jours, le malade fait appeler un second médecin qui ordonne également un vésicatoire, et pour boisson du sirop de groseille avec sel de nitre. En même temps, il conseille des frictions à la teinture d'iode tous les deux jours. Mais le sujet s'impatiente, il souffre davantage et annonce qu'il va se rendre chez ses parents à la campagne, le médecin lui ayant dit qu'*il en avait pour deux mois.*

Je vois le malade et lui propose d'essayer de le magnétiser. Je commence une première magnétisation générale de la tête aux pieds et je termine par des insufflations chaudes sur le côté gauche. Je lui magnétise de l'eau et lui conseille d'en boire souvent, par petite quantité à la fois. Après quelques jours de ce traitement, des sueurs abondantes surviennent, elles sont accompagnées de vomissements. Je continuai les magnétisations trois semaines et le malade reprit ses travaux. Il n'a pas eu de rechute depuis cette époque. (*Union magnétique*, t. 9, p. 116.)
CAMUS.

IV. — Guérison d'une bronchite aussi grave que compliquée, obtenue par J. Gérard. Cette relation est extraite de la *Revue magnétique* (p. 332), qu'il publiait en 1869.

Mlle Amélie Bouet, demeurant à Levallois-Perret, est âgée de dix-huit ans ; son tempérament est bilieux, elle s'est formée difficilement, sa santé a toujours été délicate, mais sans avoir aucun symptôme grave jusqu'à l'âge de quinze ans.

A cette époque qui correspond à celle de sa formation, ses parents s'aperçurent d'une légère voussure des épaules et d'une nonchalance dans les mouvements ; son caractère assez gai jusqu'alors s'est assombri ; son appétit presque nul et ses époques à peine marquées ; c'est alors qu'une petite toux sèche s'est manifestée, les yeux se sont cernés, le regard est devenu d'un brillant métallique. Les signes extérieurs étaient alarmants pour sa famille, qui crut à une phtisie galopante, la fièvre était continuelle, le pouls petit et une certaine moiteur se manifestait une partie de la nuit.

On eut recours au médecin de la famille, qui fit de son mieux, mais sans pouvoir répondre de rien ; tout le portait même à croire à une fin prochaine. C'est alors qu'on changea de médecin, tant on croit que ceux de Paris sont plus habiles que ceux de la banlieue, le diagnostic fut le même et une série de traitements fut administrée.

La toux faisait des progrès rapides : il n'y avait pas de répit, elle était continuelle et faisait mal à entendre ; nous avons même vu des malades qui ne pouvaient supporter sa présence sans avoir des quintes pareilles (sympathie ou antipathie comme on voudra) il y avait parfois suffocation, mais chose remarquable, il n'y avait jamais d'expectoration, la déviation faisait aussi de rapides progrès, il y avait deux courbures sérieuses qu'on pourrait évaluer à quatre centimètres, flexion latérale droite, et flexion dorsale. Un corset d'acier fut ordonné par le médecin pour, sinon redresser, du moins éviter une déviation plus grande.

C'est alors qu'on recourut à l'homœopathie en désespoir de cause ; c'est toujours ainsi : on espère le mieux dans la nouveauté ; un traitement sérieux fut suivi sans aucun succès. Le médecin comprit qu'il ne lui restait plus rien à tenter dans l'ordre pharmaceutique, et il eut le bon sens de se déclarer complètement impuissant, chose rare à notre époque, lorsque la famille jouit de quelque aisance. Ce médecin que nous voudrions bien nommer eut encore la bonne pensée de se rappeler qu'Hanhemann avait longuement traité la question du magnétisme dans son *Manuel* et le recommandait à beaucoup de ses malades ; il songea donc que ce n'était pas faire infidélité à l'orthodoxie que de prescrire ce qui était indiqué par le Maître, moyen puissant que les médecins de cette école oublient trop souvent pour l'honneur de leur cause.

Cette jeune fille nous fut amenée dans le plus fâcheux état ; nous la fîmes voir à plusieurs médecins de nos amis avant et pendant le traitement ; l'un d'eux nous dit : « Il faut que vous ayez une foi bien grande ou beaucoup de temps à perdre pour essayer une semblable cure, qui serait à mes yeux une véritable résurrection : Promethée n'a pas tenté plus fort que cela ». Nous ne perdîmes pas courage et notre persévérance fut couronnée du succès le plus complet. Cette jeune fille a suivi son traitement très religieusement pendant un an ; aujourd'hui, elle est radicalement guérie il y a six mois qu'elle n'a pas eu la plus petite toux, son teint est redevenu bon, sa menstruation est régulière, sa colonne vertébrale re dressée et son embonpoint est redevenu ce qu'il était aux plus beaux jours de sa vie.

Cette cure n'a pas besoin de commentaires ; elle suffit à prouver la valeur *fortifiante* du magnétisme. Nier ses effets serait nier les bienfaits du soleil sur la nature.

Avouons cependant un péché aux yeux des magnétiseurs, nous allions dire enragés qui prétendent se passer complètement de la médecine ; nous nous sommes fait aider dans cette cure, nous ne dirons pas par un remède, non, mais par un *aliment spécial*. Nous ne croyions pas le magnétisme suffisant, pour triompher du ramollissement osseux, nous avons prié le médecin de la malade de bien vouloir lui prescrire quelques flacons d'*Ostéïne Mouriès*, sorte de phosphate de chaux qui est indispensable à la nutrition du système osseux.

V. — Le *Journal du Magnétisme*, t. 13, p. 517, publie la lettre suivante du docteur Louyet adressée à Hébert de Garnay :

Cher et honoré confrère,

Je vous transmets la relation d'une cure qui m'a paru digne de fixer l'attention, tant sous le rapport de la gravité de la maladie que sous celui de la guérison subite et imprévue du malade.

M. Raynaldi, demeurant rue d'Ormesson, 13, âgé d'environ cinquante ans, était affecté depuis un an d'une bronchite chronique survenue à la suite d'une pleuro-pneumonie aiguë contre laquelle j'avais employé un traitement antiphlogistique très énergique. Les crachats avaient un très mauvais caractère ; ils étaient tantôt noirâtres, tantôt verdâtres, d'autres fois ardoisés ou purulents, mais, ce qu'ils offraient surtout de remarquable et d'inquiétant, c'était leur odeur spécifique de gangrène, odeur telle que la femme du malade était quelquefois obligée d'ouvrir porte et fenêtre quand son mari expectorait. L'haleine était d'une fétidité nauséabonde et repoussante.

L'odeur qu'exhalait les crachats étaient pour moi l'indice d'une gangrène du poumon ; car, pour le praticien, cette odeur caractéristique est aussi facile à reconnaître que lorsqu'elle provient d'une gangrène externe.

L'abondance extrême des crachats, la toux incessante, la gêne de la respiration, les hémoptysies considérables et fréquentes, l'infiltration des membres et le peu de succès des agents thérapeutiques étaient pour moi les signes précurseurs d'une mort prochaine. De tous les moyens que j'avais employés, un seul soulageait un peu le malade : c'était l'application de larges vésicatoires sur les parois de la poitrine. Il était bien à son trentième, lorsque je le magnétisai, il y a six semaines, dans l'intention de savoir s'il était, suivant vos observations sur l'hérédité, aussi sensible que sa fille qui était très accessible à l'action magnétique.

J'ai pu me convaincre que cette demoiselle tenait de son père sa grande sensibilité magnétique ; car, en moins de deux heures, cet homme éprouva des effets très prononcés, à la suite desquels une sueur critique abondante survint, et un grand besoin de prendre de la nourriture, besoin qui ne s'était point fait sentir depuis plusieurs mois.

Je ne quittai point le malade sans lui faire une ordonnance sur l'efficacité de laquelle je ne comptais guère ; car, pour moi, cet homme était condamné à une mort certaine. Mais je m'étais trop hâté de porter ce fâcheux pronostic, car, il y a quinze jours, je rencontrai Mme Raynaldi qui vint à moi toute joyeuse, me disant qu'elle avait une bonne nouvelle à m'apprendre, que son mari était tout à fait rétabli. Très surpris, je lui demandai quel était le médecin qui avait opéré un pareil prodige :

« C'est vous-même, me dit-elle ; depuis que vous avez magnétisé mon mari, il a un appétit extraordinaire, au point qu'il ne peut jamais satisfaire sa faim ; il engraisse à vue d'œil, ses vilains crachats n'existent plus : on dirait qu'il n'a jamais été malade. »

Je m'empressai de voir cet homme et je constatai avec autant de surprise que de satisfaction, qu'il était effectivement rétabli.

Cette cure, cher confrère, est une des plus belles et des plus surprenantes dont j'ai été témoin. Il faut que le magnétisme ait une puissance bien grande pour produire d'aussi beaux résultats et je rends grâce tous les jours à la Providence d'avoir mis à ma disposition un moyen qui peut si avantageusement venir en aide à la médecine.

Agréez, etc.

VI. — Observation communiquée à la Société magnétique de France, en janvier 1893, par M. Conard.

Le 31 décembre dernier, Mme Durieux, demeurant à Paris, 9, rue des Saussaies, vint me prier, le matin d'aller voir sa fille, âgée de deux ans, malade depuis la veille.

Je me suis rendu auprès de cette enfant, et j'ai constaté que les poumons étaient engorgés. Mes occupations ne me permettant pas ce jour-là de la magnétiser comme il convenait, j'ai engagé Mme Durieux à faire appeler un médecin.

Celui-ci reconnut que l'enfant était atteinte d'une broncho-pneumonie : « Le cas est très grave, ajouta-t-il ; les poumons sont tellement pris que je serai forcé de mettre un vésicatoire sur tout le dos, mais je ne puis le faire avant que le mal ne se soit localisé ». Il partit en déclarant que si le lendemain, le mal n'était pas localisé l'enfant était perdue.

Les parents, désespérés, revinrent me chercher ; j'y retournai vers 10 heures du soir.

En examinant la malade, je dis aux parents de ne pas se désoler, que j'allais passer la nuit auprès de leur enfant, s'il fallait, et que le lendemain, j'espérais qu'elle serait hors de danger.

Je me mis à magnétiser en appliquant la main droite sur les 3e, 4e et 5e vertèbres dorsales, pendant un certain temps ; puis après, je fis l'application des mains, alternativement sur les deux poumons, jusqu'au moment où la sensation m'indiqua que les parties malades étaient équilibrées. Cela dura jusqu'à trois heures du matin ; mais alors, j'étais maître de la maladie. La respiration était redevenue très bonne et la fièvre était presque tombée.

Je me suis alors reposé une demi-heure, et j'ai recommencé, car il ne faut pas, dans les maladies aiguës, laisser le malade longtemps sans soins, sans cela le mal aurait vite repris son cours et tout ce que l'on aurait fait serait perdu.

C'est ce manque de persévérance qui a fait dire à beaucoup de magnétiseurs que le magnétisme était presque impuissant dans les maladies aiguës ; grave erreur que je tiens à relever, car j'ai constaté, au contraire, que l'on agissait beaucoup plus rapidement et surtout plus sûrement dans ces cas que dans tout autre.

Voyant alors que le mal ne tendait plus à reprendre le dessus, je me reposai jusqu'à neuf heures.

C'est avec satisfaction que je constatai alors que l'enfant allait fort bien. Après plusieurs heures d'un sommeil réparateur, elle venait de se réveiller, vive et gaie ; mais ma tâche n'était pas encore finie, car je m'aperçus que la pointe des deux poumons était encore malade. Je magnétisai de nouveau, jusqu'au moment où je sentis ces points à peu près équilibrés, et j'abandonnai la malade jusqu'à deux heures de l'après-midi.

Dans cet intervalle, le médecin est venu, et voyant la mère souriante, cela ne lui plut guère. Il y avait là quelque chose d'inexplicable. Ayant de nouveau ausculté l'enfant, il dit qu'il ne fallait pas se réjouir de ce mieux inattendu, qui pourrait être trompeur, car, dans ce cas, on ne guérissait pas 1 malade sur 10. Enfin, il s'en alla, disant qu'il espérait sauver sa petite cliente. S'il avait été plus franc, il aurait pu dire qu'elle était déjà sauvée ; mais ayant fait la veille un si vilain tableaux de la situation, il ne pouvait pas le changer aussi vite.

Sur son conseil, on appliqua à la pointe des poumons deux vésicatoires grands comme des pièces de 5 centimes. J'ai déclaré leur inutilité, mais le père passa outre pour dégager sa responsabilité.

Malgré cela, j'ai continué mes soins, et l'enfant s'endormit à 3 heures de l'après-midi. Son sommeil dura jusqu'à 7 heures du soir. Elle se réveilla très gaie, malgré les petits vésicatoires qui devaient la faire souffrir. En l'examinant je n'ai plus trouvé aucune trace de la maladie. La nuit suivante fut bonne et quand, le 3e jour, le médecin revint, la petite était habillée et trottinait gaiement dans la chambre. (*Journal du Magnétisme*, t. 25, p. 142.)

VII. — Mademoiselle Marie G..., âgée de 27 à 28 ans, malade depuis plusieurs années, est très amaigrie ; les yeux caves, les traits tirés indiquent une altération profonde de l'économie.

L'examen des poumons nous fait croire à une lésion grave de ces organes. Après avoir rassuré la malade sur son état, je pris congé d'elle et j'appris, de la famille, que le diagnostic porté par les professeurs et les médecins les plus en renom que nous pourrions citer au besoin dénonce la tuberculose et ses conséquences sinistres.

En face du diagnostic de ces médecins éminents, je gardais un silence attristé.

Que faire de mieux qu'eux en cette circonstance ?

Je me décide cependant à parler et demande aux parents s'ils voudraient me permettre de recourir au magnétisme animal. J'avais une raison pour cela, la malade avait, souvent, des extases, de la léthargie et de la catalepsie.

La famille, confiante en mes paroles, m'accorda la liberté d'agir et, bientôt, je commençai la cure, je dis la cure, car nous fûmes assez heureux pour obtenir la guérison complète.

Après quelques séances d'une action directe sur le plexus solaire, la malade s'endormit, le sommeil fut respecté sur moi, avec ordre de la laisser s'éveiller seule.

Après quelques séances de magnétisation, tout à coup, et pendant le sommeil magnétique, la malade se prit à pleurer, sans motif connu de nous. Aux questions sur la cause de ses pleurs, elle finit par nous dire : « On pourrait peut-être me guérir, mais je ne le veux pas, il *faudrait trop souffrir.* » Que signifiaient ces paroles ? Nous l'ignorions encore et devions bientôt l'apprendre. Dans tous les cas, notre attention fut grande et vif fut notre désir de voir ce qui allait advenir.

Comme on le pense bien, nous encourageâmes la malade à bien examiner son état, à ce que nous pourrions faire pour la soulager et lui venir en aide.

Elle nous indiqua journellement, ce qui devait se passer le lendemain dans son économie, le travail qui devait s'opérer : spontanément d'une façon autonome, sous l'influence de sa force vitale aidée par celle que nous pouvions lui communiquer.

C'est ainsi, que chaque jour, nous assistions à un drame curatif nouveau, prévu par la malade, et décrit, dans ses diverses phases, avec le but qu'il devait atteindre : la guérison.

La première chose qui nous frappa consistait dans des efforts considérables de gymnastique organique, en sens divers et tous capables d'amener l'élargissement de la cage thoracique, trop petite pour le jeu régulier du cœur et des poumons. C'est ainsi que, souvent, le corps, renversé en arrière et ne touchant le plan sur lequel il se trouvait que par le sommet de la tête et les talons, formait une sorte de pont sous lequel on aurait pu passer sans toucher la malade.

Entre temps, les fonctions naturelles, se rétablirent, peu à peu, l'appétit s'accentuait, de jour en jour, pour augmenter les forces vitales et rendre plus efficace leur emploi.

Je ne puis raconter tous les faits qui se sont déroulés pendant ce traitement de plusieurs mois, il faudrait un volume au lieu d'une note succincte.

Ces faits étaient de nature à nous éclairer, sans provocation aucune de notre part, sur la Léthargie, la Catalepsie, l'Extase, sur leur *utilité* dans nombre de cas, pour la modification des organes et la guérison.

J'en dirai autant d'une folie passagère, pouvant durer plusieurs heures, qui n'était que la suspension des relations entre un travail organique nécessaire et le point central de la perception de la douleur qui l'accompagnait.

Je ferai remarquer que chaque travail curatif, déterminé par le magnétisme, était indiqué et arrivait à heure fixe, que jamais rien ne fut tenté pour arrêter un phénomène, ni dans sa manifestation, ni dans sa durée, ni dans l'intensité de la douleur, et, cependant, vers la fin du traitement, afin d'avoir conscience des diverses circonstances de sa cure, la malade avait voulu avoir son travail à l'état de veille.

Mlle Marie G... se maria et eut six enfants admirablement constitués.

Ici, je termine ce récit bien long. Nous venons

de voir une malade, condamnée par les sommités médicales, se guérir elle-même, grâce au magnétisme et à une voyance de premier ordre qui, cependant, n'était pas constante, car, souvent, elle aurait désiré être lucide et demandait à être endormie pour se rendre utile, mais, ne voyant que du noir, elle nous priait de l'éveiller. Dans ces cas, il lui arrivait d'indiquer le jour et l'heure d'une prochaine lucidité.

Nous avons vu la guérison être, comme toujours, lorsqu'il y a des modifications organiques difficiles et de longue durée, la conséquence d'une mise en jeu des forces vitales et conservatrices de l'être, de leur polarisation thérapeutique sur un organe de l'économie, par un travail périodique d'orthopédie organique autonome spontané ou provoqué par l'action magnétique.

(Extrait du Mémoire communiqué par le Dr Huguet au Congrès magnétique de 1889).

VIII. — Pour terminer, je cite l'observation suivante que MM. Andry et Thouret ont publiée dans leurs *Observations et Recherches sur l'usage de l'Aimant, en médecine*, relativement à la guérison par l'aimant d'une bronchite chronique assez compliquée :

Mme la comtesse de B... était attaquée depuis longtemps d'une toux violente. Elle avait plusieurs fois craché le sang et la fièvre lente était établie, avec un degré de maigreur très médiocre encore, mais des sueurs constantes. Ses règles, quoique diminuées, paraissaient tous les mois. Dans le cours de février, après des chagrins et des contradictions de toute espèce, elles manquèrent et ne reparurent plus. En leur place, il lui prit des convulsions très vives et très violentes dans toutes les parties extérieures. La tête était très douloureuse et l'imagination exaltée. Dans ces circonstances on employa l'aimant, et avec un tel succès que le soir même elle dormit. Les convulsions cessèrent. Elle se réveilla le lendemain. On eut de nouveau recours à l'aimant qui présenta les effets suivants :

En chargeant une partie d'aimant, cette substance semblait chasser la convulsion de la partie et même de la faire porter sur d'autres, en sorte que la somme totale de la convulsion parut la même. L'aimant ne détruisait point ainsi la convulsion ; mais il la détournait sans la faire cesser. Il est arrivé de porter la convulsion de la tête sur les parties inférieures, en chargeant la tête d'aimant. C'est-à-dire, l'aimant ôtait la convulsion de la tête, mais il en paraissait sur des parties qui n'en avaient point été affectées. On observa cet effet pendant plus de trois semaines ; mais le marasme et les symptômes augmentant, il disparut. L'aimant cependant faisait encore cesser les poids irréguliers ordinaires dans cette situation. Il ne les faisait cesser que sur les parties auxquelles il était appliqué, et n'avait aucun effet sur celles qui étaient éloignées.

Mme de B... avait éprouvé pendant le cours de sa maladie un froid habituel aux pieds qui l'avait obligée de se servir d'une boule d'étain jour et nuit. Dès la première nuit, elle put s'en passer, et depuis, elle ne s'en servit plus. Il s'établit aux pieds une transpiration sensible. Ces effets de l'aimant ont été observés et suivis par M. Lotry sous les yeux duquel M. l'abbé Le Noble en fit l'application.

En un mot, se fortifier, acquérir de la résistance par tous les moyens en son pouvoir, car les maladies en général et plus particulièrement celles de la poitrine, ne se développent que lorsque le *terrain est préposé*, c'est-à-dire lorsque les organes sont affaiblis.

TABLE DES MATIÈRES

Collection des « Conseils pratiques »

POUR LE TRAITEMENT DES DIVERSES MALADIES

Les Conseils pratiques sont le résumé des *Cours de Pathologie et Thérapeutique* professés à l'*Ecole pratique de Magnétisme et de Massage*, par H. DURVILLE. Rédigés dans un style simple et concis qui les met à la portée de toutes les intelligences, avec les exemples de guérisons montrant la simplicité et la valeur de la méthode, ces *Conseils* permettent au père et à la mère de famille, ainsi qu'à l'amateur, d'appliquer le Magnétisme et le Massage magnétique avec succès, au soulagement et à la guérison des diverses maladies dont leurs enfants, leurs parents, leurs amis peuvent être affectés. (Pour bien comprendre le mode d'application, ceux qui ne connaissent pas le Magnétisme devront lire les *Théorie et Procédés magnétiques* de l'Auteur, ouvrage de propagande illustré de 8 Portraits et 39 Figures. Prix : 1 franc.)

Les **Conseils pratiques** publiés s'appliquent aux cas suivants :

Abcès. Accouchement. Acné. Age critique. Aigreurs. Albuminurie. Amaurose. Aménorrhée. Amygdalite. Anasarque. Angines. Angine de poitrine. Anémie. Anémie cérébrale. Anthrax. Apoplexie cérébrale. Arthritisme. Arthrite. Arthrite fongueuse. Ascite. Asthme. Ataxie locomotrice. Avortement spontané.

Battements de cœur. Blépharite. Bronchites. Bronchorrée. Broncho-pneumonie. Brûlures.

Catalepsie. Catarrhe pulmonaire. Catarrhe vésical. Cauchemar. Céphalalgie. Céphalées. Chlorose. Choroïdite. Chute des cheveux. Clous. Congestion cérébrale. Conjonctivite. Contusions. Constipation. Convulsions chez les enfants. Coqueluche. Couches (suites de). Coupures. Coxalgie. Crampes. Crampes d'estomac. Crampe des écrivains et des pianistes. Crise de nerfs. Croup. Cystite.

Danse de Saint-Guy. Dartres. Défaillance. Délire. Délirium tremens. Diabète. Diarrhée. Dilatation d'estomac. Double conscience. Dysenterie. Dysménorrhée. Dyspepsie.

Eclampsie. Eczéma. Emphysème. Encéphalite. Engelures. Enrouement. Entérite. Entorse. Erysipèle. Epilepsie. Esquinancie. Essoufflement. Etat nerveux. Etourdissements.

Fausse-couche. Favus. Fibromes. Fièvre puerpérale. Fièvre cérébrale. Fièvres éruptives. Fleurs blanches. Fluxion de poitrine. Folie. Foulures. Fringale. Furoncles.

Gastralgie. Gastrite. Gastro-entérite. Glaucome. Goître. Goutte. Goutte sereine. Grippe. Grossesse (accidents de la).

Hallucinations. Hémiplégie. Hémorrhoïdes. Herpès. Hydarthrose. Hydrocèle. Hydrocéphalie. Hydropisie. Hydrothorax. Hypocondrie. Hystérie.

Incontinence d'urine. Influenza. Ictère. Idiotie. Imbécilité. Impulsions. Insomnie. Iritis.

Jaunisse. *Kératite.*

Lait répandu. Laryngite. Léthargie. Leucorrhée. Lumbago.

Mal de tête. Mal de gorge. Mal de dents. Maladie de Bright. Manies hystériques. Mélancolie. Méningite. Ménopause. Ménorragie Métrite. Métrorragie. Meurtrissures Migraine. Myélite.

Nausées. Néphrite. Nervosisme. Neurasthénie. Névralgie périodique. Névralgie faciale. Névrose.

Obésité. Obsession. Odontalgie. Œdème. Ophtalmie. Opression. Otalgie. Otite. Otorrhée. Ovarite.

Pâles couleurs, Palpitations de cœur. Panaris. Les Paralysies (Paralysie faciale, paraplégie, etc.) Peau (affections inflammations de la). Pelade. Péritonite. Pharyngite. Phlébite. Phtisie pulmonaire. Phtisie laryngée. Pituite. Plaies. Pleurésie. Pleuro-pneumonie. Pleurodynie. Pneumonie. Prostatite. Prurigo. Psoriaris.

Rachitisme. Rétinite. Retour d'âge. Rhumatisme. Rhume. Roséole, Rougeole. Rubéole.

Sarcomes. Scarlatine. Sciatique. Scoliose. Somnambulisme spontané. Spasmes. Suppression de règles. Surdité. Surdi-mutité. Syncope.

Tabes. Teigne. Tic douloureux. Toux. Tremblement. Tumeur blanche. Tumeurs.

Ulcères. Ulcère variqueux. Uréthrite. Urticaire.

Varices. Varicèle. Varicocèle. Variole. Vertige. Vomissements. Vomissements incoercibles de la grossesse.

Yeux. (Affect. inflammat. des yeux et des Paupières).

Zona.

1 *Cons. pratique* (dans le *Journ. du Magnét.*).		**0** fr. **50**
10 *Conseils pratiques*. . . .	*id.*	**4** fr. **50**
25 —	*id.*	**10** fr. »
50 —	*id.*	**15** fr. »
La collection complète, contenue dans les 25ᵉ, 26ᵉ, 27ᵉ, 28ᵉ, 29ᵉ et 30ᵉ vol.		**30** fr.

(Les 14 premiers *Conseils pratiques*, parus dans le 24ᵉ vol., ont été republiés dans les deux derniers volumes.)

Lorsque les *Comment on défend* et les *Conseils pratiques* traitent du même sujet, ils se complètent l'un par l'autre, car ils ont été rédigés avec des idées différentes Les premiers indiquent surtout les moyens médicaux, pharmaceutiques à employer pour le traitement des maladies; les seconds, les moyens magnétiques et hygiéniques que la nature a mis partout à notre disposition.

OUVRAGES DE PROPAGANDE

Collection des « Comment on défend »

BIBLIOTHÈQUE ILLUSTRÉE A 1 FR. LE VOLUME

Publiée sous la Direction du Dr Labonne,
Licencié ès-sciences, Ancien interne,
Officier de l'Instruction publique.

La collection des *Comment on défend*, universellement connue et appréciée, comprend aujourd'hui 72 petits volumes in-8°, sur presque autant de sujets différents, généralement des Maladies à prévenir ou à guérir.

Rédigées dans un style simple, concis, à la portée de toutes les intelligences, par des Médecins et des Savants connus et aimés du public, ces Etudes peuvent rendre de grands services en vulgarisant la médecine usuelle. Avec elles, on pare à tout; on sait *ce qu'il faut faire* dans tel ou tel cas, et aussi *ce qu'il ne faut pas faire*. Voici comment M. le docteur Laborde, de l'Académie de médecine, apprécie cette collection :

« Une série de monographies destinées à apprendre à mener le bon combat contre les maladies ou les incommodités auxquelles nous payons tous un plus ou moins fort tribut.

« Dans ces brochures de vulgarisation destinées à être mises entre les mains de tous, on a su éviter l'écueil dans lequel tombent trop souvent les livres de médecine qui prétendent s'adresser à la masse; celui de faire plus de mal que de bien à ceux qui les liront; c'est un éloge qu'on ne peut faire à tous. Ecrits avec clarté dans un style simple, sans grands mots scientifiques. ces petits volumes apprennent à chacun ce que tout le monde doit connaître ; ce sont des *Guides pour la conservation de la santé;* en un mot, ce sont des préceptes d'hygiène et d'excellente hygiène. » *(Trib. médicale)*.

Quelques volumes épuisés sont en réimpression. Voici la liste de ceux qui sont disponibles.

Dr E. Monin. — *Comment on se défend contre* **l'Albuminurie.**

Dr Foveau de Courmelles. — *Comment on se défend contre* **l'Alcoolisme.**

— *Comment on défend ses* **Cheveux**. La Lutte contre la Calvitie et contre la Canitie.

Dr Chipault. — *Comment on défend sa* **Colonne vertébrale.**

Dr Dheur.—*Comment on se défend de la* **Constipation.**

Dr G. Bertrand. — *Conseils du* **Dentiste.**

Dr A. Lombard. — *Comment on défend ses* **Dents.**

Dr Monin. — *Comment on se défend contre le* **Diabète.**

Dr H. Labonne. — *Comment on se défend contre la* **Douleur**. La Lutte victorieuse contre la Souffrance.

P. d'Enjoy. — *Comment on défend ses* **Droits à la Chasse**. Législature et jurisprudence du Chasseur. 2 vol.

— *Comment on défend ses* **Droits à la Pêche.**

Dr Monin. — *Comment on se défend contre l'***Eczéma**.

Dr A. Baratier. — *Comment on défend ses* **Enfants au Village**.

Dr G. Petit. — *Comment on défend ses* **Enfants.** La Lutte contre leurs maladies

Dr Mora. — *Comment on défend ses* **Élèves** *contre les maladies scolaires et épidémiques*.

Dr Faivre. — *Comment on défend son* **Épiderme.** La Lutte pour le bon fonctionnement de la Peau.

Dr Labonne. — *Comment on se défend contre les* **Fièvres éruptives**. La Lutte contre la Rougeole, la Scarlatine et la Variole.

Dr Foveau de Courmelles. — *Comment on se défend contre la* **Folie**. La Lutte pour la Raison.

Dr Faivre. — *Comment on défend sa* **Gorge**. La Lutte contre les Angines.

Dr Labonne. — *Comment on défend les* **Garçons et les Filles** des Accidents de la puberté.

Dr Henry Labonne. — *Comment on se défend de l'***Influenza**. La Lutte contre la Grippe et le Rhume de cerveau.

Dr Dheur. — *Comment on se défend contre l'***Insomnie**.

Dr Labonne. — *Comment on défend ses* **Intestins.** La Lutte contre les maux du Ventre et de l'Appendicite.

Dr Scheffler. — *Comment on défend sa* **Jeunesse.**

Dr A. Baratier. — *Comment on défend ses* **Mains.** La Lutte pour les avoir belles.

Dr Crespin. — *Comment on se défend des* **Maladies Coloniales**.

Dr Labonne. — *Comment on se défend des* **Maladies nerveuses.** La lutte contre la Neurasthénie et les Névroses.

— *Comment on se défend des* **Maladies du Foie**. Lutte contre l'Ictère, la Colique hépatique et les Cirrhoses.

— *Comment on se défend des* **Maladies du Cœur.**

— *Comment on se défend contre les* **Maladies du Sang**. Lutte contre l'Anémie et les Pâles couleurs.

Dr Aud'houi. — *Comment on se défend contre les* **Maladies d'Estomac.**

Dr Monnet. — *Comment on se défend des* **Maladies de Peau.**

Dr Lénard. — *Comment on se défend contre les* **Maladies sexuelles** *et contagieuses*.

Dr Monin. — *Comment on se défend contre les* **Maladies de Matrice**. La Lutte contre les Métrites.

Dr Petit. — *Comment on défend les* **Mères.** La Lutte contre les Accidents de la Maternité.

Dr Dheur. — *Comment on se défend de la* **Migraine** *et du* **Mal de tête.**

Dr de Micas. — *Comment on se défend contre la* **Myopie**.

Dr Foveau de Courmelles. — *Comment on se défend contre la* **Neurasthénie.**

Dr Bonnet. — *Comment on défend son* **Nez.** La Lutte contre les Rougeurs, l'Ozène et autres Infirmités.

Divers à 1 fr.

Dr Foveau de Courmelles. — *Le Magnétisme devant la Loi.* Mémoire lu au Congrès magnétique de 1889, avec un Post-scriptum ajouté en 1897.

Porte du Trait. — *Études magiques et philosophiques.* Théories diverses de l'Envoutement. Corps astral. Extériorisation de la Sensibilité. L'Ame humaine.

— *L'Envoutement expérimental.* Etudes scientifiques.

A 75 centimes

M. Decrespe. — *Recherches sur les Conditions d'expérimentation personnelle en Physio-psychologie.*

A 60 centimes

M. Haffner. — *Comment on endort.*

Revel. — *Lettre au Dr J. Dupré sur la Vie future,* au point de vue biologique. Complément du sommaire *des éditions de 1887-90-92.* — Rêves et Apparitions.

A 50 centimes

Albert (d'*Angers*). — *La Cure magnétique.*

Dr Tripier. — *Médecine et Médecins.* Un coin de la Crise ouvrière au XIXe siècle.

A 30 centimes

Albert *(d'Angers).* — *Le Magnétisme curatif devant l'Eglise.*

Chesnais. — *Le Trésor du Foyer.* Poisons et Contre-poisons, Recettes, Conseils, etc...

Deboissouze. — *Guérison immédiate de la Peste,* de toutes les Maladies infectieuses et autres Maladies aiguës et chroniques.

H. Durville. — *Arguments des Médecins* en faveur de la pratique du Massage et du Magnétisme par les Masseurs et les Magnétiseurs. 5 brochures.

— *Arguments des Savants,* Hommes de lettres, Hommes politiques, artistes et Notabilités diverses en faveur de la pratique du Massage et du Magnétisme par les Masseurs et les Magnétiseurs. 2 brochures.

— *Le Massage et le Magnétisme* sous l'empire de la loi du 30 novembre 1892 sur l'exercice de la médecine.

— *Le Magnétisme considéré comme Agent lumineux,* avec 13 figures.

— *Le Magnétisme des Animaux.* Zoothérapie. Polarité.

— *L'Enseignement du Magnétisme à l'Ecole pratique de Massage et de Magnétisme.* Règlement statutaire, Programme et Renseignements divers.

Lucie Grange. — *Manuel de Spiritisme.*

Graphologie *pour Tous.* — Exposé des principaux signes permettant très facilement de connaître les qualités ou les défauts des autres par l'examen de leur écriture, etc., avec fig.

Lebel. — *Essai d'Initiation à la Vie spirituelle.*

Mouroux. — *Le Magnétisme et la Justice française devant les Droits de l'Homme.* Mon Procès.

PELIN. — *La médecine qui tue ! Le Magnétisme qui guérit.* Le Rêve et les Faits magnétiques expliqués. *Homo Duplex*

PSYCHOLOGIE EXPÉRIMENTALE. Manifeste adressé au Congrès Spiritualiste de Londres, par le *Syndicat de la Presse Spiritualiste de France.*

A 20 centimes

ANTONIO DE NOCERA. — *Anarchie et Spiritualisme.*

DE BÉZOBRAZOW (Mme). — *La Femme dans l'Education.* Féminisme spiritualiste.

DANIAUD. — I. *L'Art médical.* — II. *Note sur l'Enseignement et la Pratique de la médecine en Chine,* par un LETTRÉ CHINOIS. — III. *Extrait de la Correspondance* (Congrès du libre exercice de la médecine). — IV. *Articles de journaux* (même sujet).

H. DURVILLE. — *Rapport au Congrès* sur les Travaux de la *Ligue.* Appréciations de la presse, arguments en faveur du libre exercice de la médecine.

— *Compte-rendu des Travaux du Congrès* (libre exercice de la médecine). Discours, discussions, réponse aux questions du programme, vœux et résolutions.

— *Le Massage et le Magnétisme menacés par les médecins.* Le procès Mouroux à Angers.

FABIUS DE CHAMPVILLE. — I. *La Liberté de tuer; la Liberté de guérir.* — II. *Le Magnétisme et l'Alcoolisme.*

— *La Science psychique,* d'apr. l'œuvre de M. **Simonin**, 1 fig.

JOUNET. — *Principes généraux de Science psychique.*

— *La Doctrine catholique et le Corps psychique.*

PAPUS. — *L'Occultisme.*

— *Le Spiritisme.*

ROUXEL. — *La Liberté de la médecine.* 2 broch. — I. La Pratique médicale chez les anciens. — II. id., chez les modern.

PORTRAITS

En photogravure à 30 centimes

AGRIPPA, AKSAKOF, ALLAN KARDEC, APOLONIUS DE THYANE, BERTRAND, BRAID, BUÉ, CAGLIOSTRO, CAHAGNET, CHARCOT, CHARPIGNON, W. CROOKES, DELANNE, G. DELEUZE, LÉON DENIS, DURAND (DE GROS), DURVILLE *en 1901.* DURVILLE *en 1872, 1887, 1901, 1903.* G. FABIUS DE CHAMPVILLE, GREATRAKES, VAN HELMONT, KIRCHER, *l'abbé* JULIO, LAFONTAINE, LAVATER, LIÉBEAULT, LUYS, MESMER, MOUROUX, Dr MOUTIN, PAPUS, PARACELSE, PETETIN, DU POTET, le marquis de PUYSEGUR, RICARD, DE ROCHAS, R. BACON, SWEDENBORG, TESTE.

Photographies et Phototypies à 1 franc

ALLAN KARDEC, COLAVIDA, DELEUZE, H. DURVILLE, C. FLAMMARION, LUCIE GRANGE, VAN HELMONT, LE *Zouave* JACOB LAFONTAINE, PAPUS, RICARD, ROSTAN, SALVERTE.

Le Professeur H. DURVILLE dans son cabinet de travail.

Le Tombeau D'ALLAN KARDEC.

Nota. — Les Ouvrages de propagande, Portraits et Photographies sont vendus avec les réductions suivantes :

Par 500 exemplaires, assortis ou non,	50 0/0 de remise.
100 — — —	40 0/0 —
50 — — —	33 0/0 —
25 — — —	25 0/0 —
10 — — —	10 0/0 —

LE JOURNAL DU MAGNÉTISME

du Massage et de la Psychologie, fondé en 1845 par le BARON DU POTET, paraît tous les trois mois en un fascicule de 64 pages, sous la direction de M. H. DURVILLE.

Il publie les principaux travaux de la *Société magnétique de France* dont il est l'organe, ainsi que le *Compte rendu* de ses séances ; le programme des Cours de l'*Ecole pratique de Magnétisme et de Massage ;* des *Travaux originaux* sur le Massage, le Magnétisme, le Spiritisme, l'Occultisme ; des *Cures magnétiques ;* des *Conseils pratiques* permettant à ceux dont la santé est équilibrée d'appliquer le Magnétisme et le Massage magnétique au traitement des maladies ; des notes sur l'*Hygiène* et la *Médecine usuelle ;* une *Revue des Livres nouveaux ;* des *Actualités*, des *Informations ;* le *Portrait*, avec notes biographiques des célébrités magnétiques, etc. Une *Tribune pour tous* et une *Insertion* d'une ligne sur la couverture met directement les lecteurs en relation les uns avec les autres.

Ayant toujours été dirigé par les Maîtres de la Science magnétique, le *Journal du Magnétisme* forme aujourd'hui une collection de 29 volumes qui est le répertoire le plus complet des connaissances magnétiques. Les 20 premiers volumes (de 600 à 800 pages, petit in-8) furent publiés par le Baron Du Potet, de 1845 à 1861 ; les volumes suivants (de 300 à 450 pages, grand in-8°, impression sur deux colonnes), par le directeur actuel.

Prix de chacun des volumes de la collection. . . . 10 fr
Prix de l'abonnement annuel, pour toute l'*Union postale*. . . . . 4 fr.
Prix d'un numéro : 1 fr. — Annonces, *la ligne* 2 fr.

L'INITIATION

Revue philosophique des Hautes Etudes.
Publiée tous les mois, sous la direction de PAPUS, docteur en médecine. Abon^t. : France, 10 fr. par an ; Union postale, 12 fr. Prix du numéro : 1 fr.

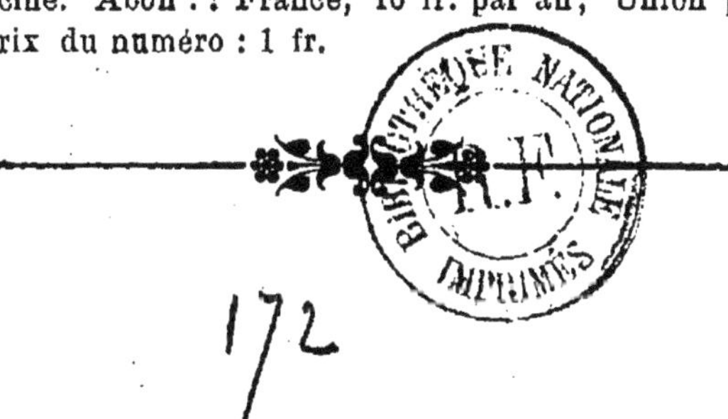

www.ingramcontent.com/pod-product-compliance
Ingram Content Group UK Ltd.
Pitfield, Milton Keynes, MK11 3LW, UK
UKHW021014200726
13857UKWH00004B/1454